# Problemas para dormir. Rituales y oraciones para que duermas más feliz

Yenni Payeski

Published by Yenni Payeski, 2021.

# Also by Yenni Payeski

Problemas para dormir. Rituales y oraciones para que duermas más feliz
Trouble Sleeping? Evolve your spirituality
Acompañamiento espiritual por ruptura amorosa
Descodificación biológica Infantil
BIOLOGICAL DECODING. Children's Books


Watch for more at https://sentirseamada.com/.

# Problemas para dormir

## Rituales y oraciones para que duermas más feliz

*Gracias,*
*mamá, por la inmensidad de tu amor;*
*Kieran, mi sabio compañero en esta hermosa aventura;*
*papá, por la simpleza de tu corazón;*
*Maga, Guille y Alex, fuentes de aprendizaje y unión.*

## <u>Contenido</u>

# Antes de comenzar

*¿Eres del 60 % de las personas que tienen problemas para dormir varias noches a la semana? Entonces deberías saber que dormir bien es esencial para que nuestro cuerpo esté protegido contra cualquier infección y responda de la mejor manera.*

*Comprender las **señales que tu cuerpo te envía** sobre tu estado **espiritual, físico y emocional**, te permitirá mejorar tus ciclos de sueño y descansar tranquilamente.*

*Si tú...*

- *sueles despertar a la madrugada y pasas por episodios de sueño interrumpido;*
- *deseas "despertar sintiéndote descansada", "dormir profundamente para relajar tu mente", "tener un sueño placentero y relajante";*
- *quieres aprender a depurarte de hábitos malsanos y controlar tus emociones para mejorar tu salud espiritual y bienestar en general*

*... entonces quiero compartir contigo saberes espirituales ancestrales entrelazados con otros más modernos para ayudarte a conocer los beneficios del buen dormir y transitar una experiencia reparadora.*

*La clave de ello está en **la limpieza del sueño** y **la higiene del corazón**.*

*Tus hábitos nocturnos pueden transformar tu vida. Es por que, con esta obra, quiero guiarte hacia la tranquilidad interior para que descanses con el corazón libre de preocupaciones.*

*Te ayudaré a hacer un análisis interior de tu día y observar cada momento vivido, cada encuentro, cada mirada, cada sentimiento. Te brindaré las herramientas para que encuentres paz antes de dormir y te adentres en un profundo proceso de fortalecimiento interior.*

*El mundo necesita que duermas feliz y reveles los talentos únicos que llevas en ti. Para eso es indispensable que te conectes con el amor de Dios y **te vuelvas consciente de tu valor ante Él**.*

# Respira profundo e imagina

Imagina que estás en medio de una selva muy espesa. Miras hacia arriba y apenas puedes vislumbrar el azul del cielo entre las copas de los árboles. Escuchas los pájaros y reconoces el sonido del agua que corre entre las rocas. Tratas de identificar de dónde proviene, porque sabes que sólo estarás a salvo si logras encontrar ese manantial.

Decides dar los primeros pasos hacia donde crees puede estar la fuente y empiezas a sentir en tus labios la humedad del agua, cada vez más próxima. Te acercas caminando más de prisa aún y logras distinguir un arroyo cristalino que corre con suavidad. Te arrodillas a un costado y sumerges tus manos en el manantial. En tu interior, tienes la certeza de que pronto estarás a salvo.

Aunque ahora te preocupe que la noche está por llegar, ya sabes qué dirección tomar: debes seguir el curso del arroyo que pronto te llevará al río que conduce al mar. *Porque esa infinita fuente de vida es Dios.*

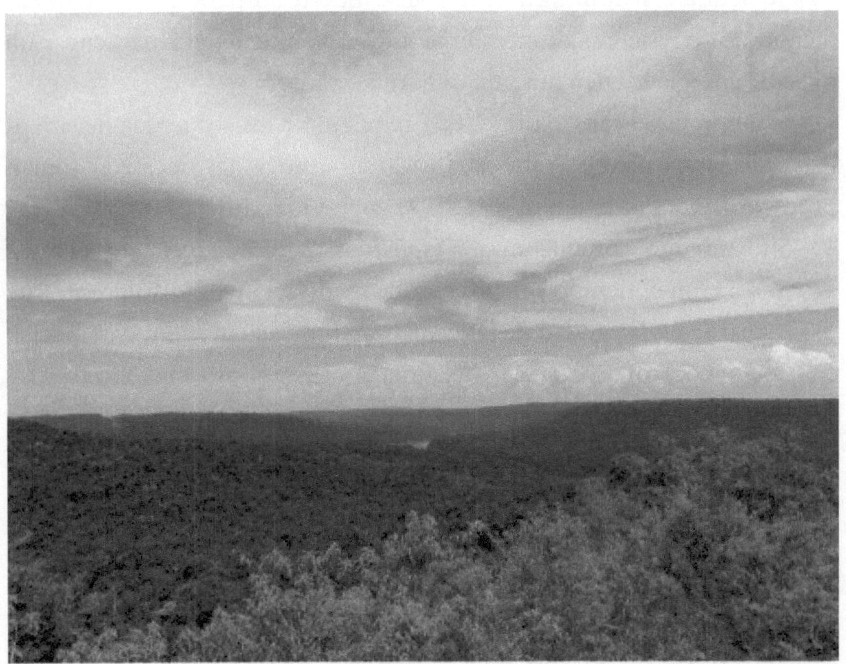

Todas queremos llegar al amor infinito. Hay muchas sendas para llegar al mar de la sabiduría, donde habita Dios, más allá de nuestra espiritualidad o religiosidad. Porque Él es el único que puede ensanchar nuestro corazón para vivir una vida plena aquí y ahora.

Por ello, es indispensable contar con una mirada integradora de la espiritualidad en la vida diaria. Este es el mejor camino para recuperar prácticas de descanso que, por distintas razones, hemos olvidado.

## Anímate a descubrir

El contenido de esta guía es simple, pero no por eso menos importante. Mi intención es que puedas mejorar tu rutina nocturna asimilando prácticas de alivio, descanso, desahogo e higiene del corazón para que te conectes con tu sabiduría interna y ancestral.

Te ayudaré a optimizar el descanso nocturno para que tu agudeza mental no se resienta, alcances un equilibrio emocional y mantengas un nivel de energía idóneo durante toda tu jornada.

Cuando estás cansada tiendes a rememorar los recuerdos negativos más que los positivos, y ahí es cuando las emociones negativas toman protagonismo. Por lo tanto, ser feliz se vuelve más difícil.

Sin embargo, con una mirada espiritual, es posible recuperar el buen descanso. Con el tiempo y la práctica, la meditación u oración centrante se plasmarán en la calidad de las células de todo tu cuerpo y, en especial, en la de tu corazón, ese palacio del alma donde se conforma todo tu ser.

El proceso de recuperación del descanso hará de tu corazón el mejor espacio posible y dará paso a nuevos proyectos, nuevas creaciones, en fin, a una nueva vida.

Comenzaremos por contemplar la vida que estás viviendo, aprenderás a reconocer tus emociones, pensamientos y anhelos y ver tu propia historia como espacio de fuerza creadora para poder observar, registrar y honrar tus procesos. Estas son potentes herramientas de autoconocimiento y posterior transformación.

A lo largo de todo el libro, te propondré meditaciones y preguntas que te permitirán volver a conocerte, a *re-conocerte*. Además, te ayudarán a incorporar a tu rutina diaria técnicas para relacionarte con la naturaleza divina y expresar tu natural tendencia a la salud y el bienestar.

*Antes de proseguir, recuerda que la información disponible en esta obra no pretende reemplazar el consejo de un médico o profesional de la salud. Siempre consulta a tu médico sobre cualquier asunto relacionado con tu salud o los tratamientos y medicinas que tomes tú o las personas que reciban tus cuidados y atención. Esta guía simplemente te acompañará en tu proceso vivencial.*

## Déjame contarte mi camino

Hola, soy Yenni Payeski.

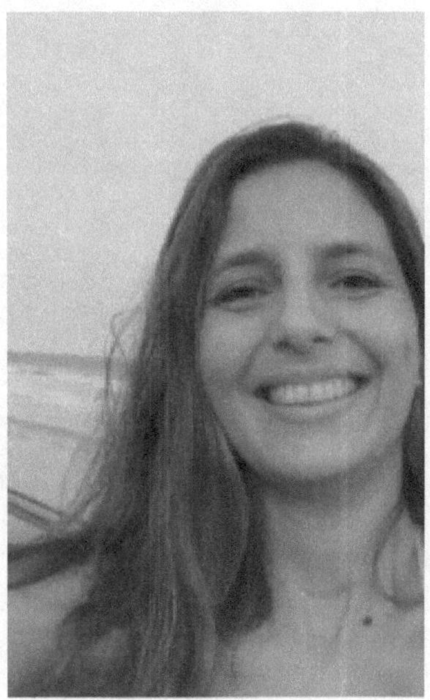

Quiero ayudarte a mejorar tu rutina nocturna, en especial si, a causa del sueño segmentado, no logras dormir más que un par de horas de corrido.

Con este libro, aprenderás a escuchar tu reloj biológico natural y entender lo que tu cuerpo trata de decirte. Mi deseo es que te conozcas a ti misma a través de la autoobservación.

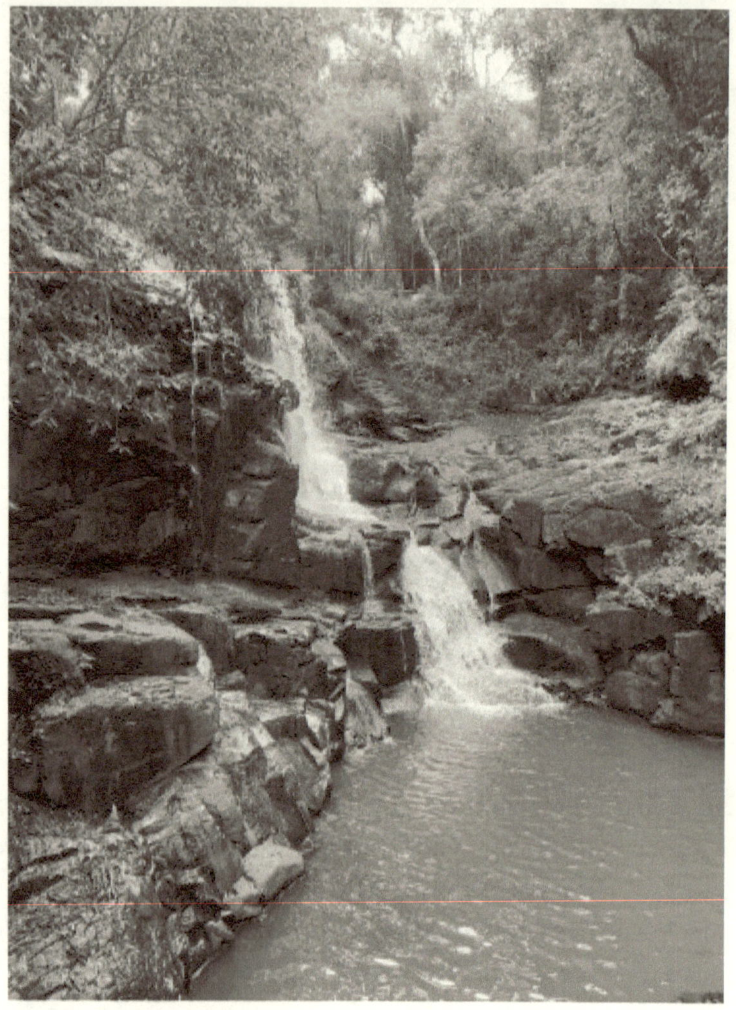

### ¿Cómo llegué hasta aquí?

Desde muy niña me interesó leer sobre espiritualidad. Todavía recuerdo cuando visitaba a mi abuelo Catalino y a mi abuela Ana en Oberá, una pequeña ciudad del interior de Misiones, Argentina, conocida como la *capital del monte*. Allí aprendí a disfrutar de la naturaleza jugando en la vegetación, sumergiéndome en los arroyos y cascadas escondidos en la selva. Todo era pura diversión y conexión.

Pero, cuando llegaba la sagrada hora de la siesta, todo se detenía.

Si nunca has estado en Misiones, debes saber que es una provincia del norte de Argentina donde hace muuucho calor. Para soportarlo, todos sus habitantes tienen la costumbre de dormir luego del almuerzo, entre las 13:00 y las 15:00, las horas más sofocantes. Ese es un horario de calma inviolable y ha dado origen a muchas leyendas que los adultos relatan a los niños para hacerlos dormir.

Yo, en cambio, siendo una niña inquieta y curiosa, no podía dormir y aprovechaba esas horas de tranquilidad para zambullirme en los grandes libros de hojas gruesas y amarillas de mi abuelo sobre espiritualidad y plantas medicinales.

El tiempo paso y, como muchas mujeres, fui dejando mis sueños de lado al crecer. Terminé graduándome de ingeniera y llevando una vida muy distinta.

Sin embargo, a mis 30 y pico, todo cambió. En esa época, sufrí una decepción amorosa y me invadió un profundo sentimiento de soledad. Pronto desarrollé una enfermedad que me llevó a cuestionarme el sentido de todo.

Perdida y llena de dudas, decidí buscar refugio en un retiro espiritual, algo que –no lo sabía entonces– pronto me cambiaría la vida.

En ese retiro, empecé a reconectarme con mis vivencias de infancia y encontré la compañía de Dios. Al volver a mi casa, quise seguir explorando ese camino divino y me inscribí a un curso sobre el ministerio del silencio, la escucha y la acogida. Además, enseguida empecé a asistir a tantos retiros de oración contemplativa como podía. Poco a poco, gracias al silencio, volví a leer sobre lo que me apasionaba y ya no me sentí más sola. Me sentí amada por Dios.

De vez en cuando, volvía a vivir noches oscuras, que no eran fáciles de transitar. Pero, en mi interior, me aferraba a la certeza de que yo era valiosa y de que todo pasaría. Y esa noche también pasaría. Era yo misma, Yenni, quien decidía cómo quería vivirla. La Providencia empezaba a actuar en mí.

**¿Cómo me decidí a ese cambio?**

Había pasado más de una década entera de mi vida en busca de algo que:

- *me llenase el corazón ♥ y me hiciera sentir plena;*
- *me gustara de verdad;*
- *me permitiera ayudar a otras personas;*
- *me alentara a disfrutar y ser feliz sin culpa.*

**Aún lo recuerdo como si fuese hoy. Fue un domingo de 2013.**

Hacía un calor infernal y decidí entrar a la Catedral de Formosa, para refugiarme (o retraer hacia mí misma, tal vez). Me senté en un banco y a los pocos minutos se me acercó una mujer. Me contó que ella cantaba en el coro y, sin más, me invitó a participar de un grupo de oración carismático para profesionales.

En aquel tiempo yo descreía de muchas cosas, me cuestionaba a mí misma y me decía que eso no era para mí. **¿¡¿Qué iba a hacer una ingeniera como yo en ese lugar???** Yo era una ejecutiva del sistema financiero acostumbrada a calcular todo, a controlar todo. Me escondía en mis prejuicios infundados.

Sin embargo, algo en mi interior me decía que esta vez era distinto y, sin pensarlo demasiado, me incorporé al grupo de oración al día siguiente.

Ese domingo de 2013 empecé a descubrir **los dones** que Dios me regalaba. Esos que habían estado siempre allí, aguardando con respeto a que yo me dejara guiar.

**Pero no todo fue tan fácil para esta chica de una pequeña ciudad.** Al poco tiempo, recibí la propuesta de un nuevo ascenso que requería que me mudara a la gran capital, Buenos Aires, a unos 1000 km de mi ciudad de origen, Posadas.

No fue una decisión fácil, pero mi búsqueda constante de desarrollo profesional me llevó a aprovechar la oportunidad. Al mismo tiempo, esta opción me permitía finalmente comenzar un proyecto de vida junto a la persona que creía amar en ese momento. A mis 33 años, **aposté al amor.**

Son maravillosos los caminos que usa Dios si somos dóciles. Pero no era mi caso.

Poco después de esta gran decisión, mi noviazgo llegó a su fin. Pasé días enteros llorando y ocultando mis lágrimas a los demás. La **angustia** se apoderó de mí (aunque yo no lo reconocía), mis proyectos se derrumbaron, y yo me sentí morir abandonada. Mi ego se vio amenazado.

Entendí que podía estar viviendo en el paraíso —en medio del Caribe— sufrir lo mismo en el corazón y el alma porque no me sentía amada como yo quería que me amaran. Estaba esperando a la persona equivocada. Estaba esperando que alguien más me diera **lo que yo no podía darme a mí misma.**

**Cuando creí que yo no podía más, tomé fuerzas de donde pude y me animé a la transformación y al amor**

Me volví a mudar, pero decidí quedarme en la misma ciudad desafiante, Buenos Aires. Buscando en Google, descubrí que vivía muy cerca de un centro de Espiritualidad llamado Santa María. Quedaba a solo 2 cuadras de mi departamento. Si esto no es un ejemplo de un acto de la Divina Providencia, no sé qué es.

Allí inicié el curso de **acompañante** espiritual. Durante los cinco años de estudio, viví una profunda trasformación que remoldeó mi ser, y le encontré un nuevo sentido a mi vida.

Logré lanzarme a mi primer viaje sola y fui feliz porque **había aprendido a disfrutar de mi soledad, así como del silencio** de la playa con tan solo un libro y un mate. Para esta experiencia, había elegido la fantástica ciudad de Miami, donde me sentí plena, dueña de mi tiempo y mi vida.

Viajé por hermosos lugares del mundo y, cuando menos lo esperaba, el amor volvió a nacer en mí. De regreso en Buenos Aires, conocí a Kieran, mi amado esposo irlandés y, en julio de 2019, nos casamos con Dios como nuestro pilar.

Era tiempo de devolver lo que tanto había recibido y, en cambio, la vida me llenaba de amor genuino, ese que no se puede describir con palabras. Así fue como dejé atrás mi estructurada vida en el sistema financiero y me lancé a este hermoso proyecto, **Sentirse Amada,** que hoy comparto contigo.

Por todo lo anterior sé que puedo ayudarte. Descubre más de mí uniéndote a mi comunidad y sigamos caminando juntas en www.sentirseamada.com[1]

---

1.    http://www.sentirseamada.com/

# ¿Cómo es tu sueño nocturno?

Podemos ponernos todas de acuerdo en que no es posible arreglar aquello que no sabemos que está roto, ¿verdad? De la misma manera, no podemos solucionar nuestros problemas de sueño si no sabemos qué está fallando en nuestro interior.

Es por ello que, antes de adentrarnos en el concepto de *higiene del corazón* y sus beneficios reparadores, nos tomaremos algunos momentos para pensar qué produce la interrupción del sueño y por qué es importante superarlo.

Desde hace un tiempo dicto talleres para orientar a personas con problemas de sueño y he observado muchas conductas que se repiten.

Cuando mis alumnas se inscriben en mis talleres, les pregunto por la calidad de su descanso. Algunas comienzan diciendo que *"no es muy regular, a veces me cuesta conciliar el sueño y despierto a la 3 de la mañana"*. Otras se sinceran y me dicen que es *"malo, despierto varias veces y me cuesta mucho volver a dormirme"*. Pero lo más frecuente es escuchar unas pocas palabras fragmentadas, como *"interrumpido"* o *"con insomnio"*.

Después les pido que me cuenten **si sienten algún problema específico antes quedarse dormidas, dónde y cómo lo identifican y cómo lo manejan.**

De nuevo, algunas acotan que no hacen caso a las preocupaciones y se quedan dormidos sin más. Otras se sinceran y empiezan a hablar de ansiedad, angustia, medicamentos, estrés, insomnio, nervios por problemas, pensamientos, ruido en los oídos, miedo, tristeza. Otras aún se explayan con más libertad y me dicen que:

- *"Mi cabeza no para de dar vueltas, y me preocupo por todo."*
- *"Cuando cierro los ojos me mareo, siento que voy hacia atrás muy rápido, para controlarlo intento respirar."*
- *"Siento miedo de no dormir".*

A continuación, les pregunto por aquello que **desean cambiar o mejorar de su descanso nocturno en el presente.** Quizás te identifiques con alguna de respuestas:

✓ *"Deseo poder dormir sin despertar cansada."*
✓ *"Deseo dormir profundamente para poder relajar el cerebro de verdad."*
✓ *"Me gustaría tener un descanso placentero y relajante."*
✓ *"Quisiera dormir toda la noche de corrido."*
✓ *"Deseo dormir bien y levantarme sintiéndome bien."*
✓ *"Quiero cerrar la mente y simplemente descansar."*

Una vez que tengo una idea de cómo se sienten y de cuáles son sus objetivos, **les pregunto por sus actividades diurnas** y qué hacen para cuidarse a sí mismas. Suelo escuchar cosas como:

- *"Salgo a caminar todos los días."*
- *"Medito y me conecto con el aquí y ahora."*
- *"Rezo a menudo."*
- *"Uso técnicas de relajación y duermo media hora durante el día."*
- *"Leo."*
- *"Tomo té."*
- *"Llevo una alimentación sana."*
- *"Me doy un masaje y practico yoga."*
- *"Escucho música relajante."*

Todas estas actividades son útiles para acompañar el proceso y las técnicas que trabajaremos en las próximas páginas, por lo que volveremos a ellas más adelante.

Sin embargo, hay alumnas que, a pesar de repetir estas rutinas de bienestar no logran conseguir su ansiado sueño reparador. ¿Qué es lo que está fallando? Veámoslo.

¿Sabes por qué despiertas a la madrugada?

Cada horario en el que despiertas involuntariamente tiene su significado y está relacionado con tus órganos y emociones.(1) De acuerdo con la medicina tradicional china, nuestro ciclo de sueño puede revelar muchos detalles de nuestro estado físico y emocional.

Por lo tanto, es importante que escuches qué te está diciendo tu cuerpo y cuándo.

(1) Natalia Prado. "¿Sueles despertarte a la madrugada? Cada horario tiene su significado y está relacionado con tus órganos y emociones" (13 de mayo 2020). BIOGUIA. Recuperado de https://www.bioguia.com/ entretenimiento/sueles-despertarte-a-la-madrugada-cada-horario-tiene-su-significado-y-esta-relacionado-con-tus-organos-y-emociones_29281228.html

**21 h – 23 h**

La dificultad para conciliar el sueño entre las 21 h y las 23 h podría ser un **signo de estrés**. Trata de **relajarte media hora antes** de la hora a la que deseas dormir evitando ruidos, luces del móvil, tableta o televisión. Si es posible, practica la meditación u oración centrante. Más adelante veremos algunas recomendaciones para disminuir los signos del estrés.

**23 h – 1 h**

Despertar entre las 23 h y la 1 h podría significar una **decepción de tipo emocional**. A esa hora la vesícula se encuentra activa. Practica mantras. **Perdónate y acéptate** a ti misma tal y como eres, un ser único y digno de amar y ser amado.

**1 h – 3 h**

Despertar entre la 1 h y las 3 h se debe a la **acumulación de ira**. Este meridiano se conecta al hígado y se asocia a la ira y al exceso de energía Yang. Toma un vaso de agua fría y medita un momento sobre el origen de tu enojo. ¿Está en tus manos hacer algo? ¿O sería mejor **soltarlo**, dejarlo ir? Descomprime tu pecho y la zona del hígado con varias respiraciones enfocadas en el lugar de tu cuerpo que sientas en ese instante.

**3 h – 5 h**

Si despiertas entre las 3 h y las 5 h, quizá se deba a algo que trata de comunicarse contigo. Esta hora se relaciona con **la tristeza** y los pulmones. Ora y haz ejercicios de respiración para poder volver a dormir. Te compartiré una meditación para alejar la tristeza unos capítulos más adelante.

**5 h – 7 h**

Si despiertas entre las 5 h y las 7 h, puede deberse a **bloqueos emocionales**. La energía del intestino se encuentra activa a esta hora, y esto significa que tienes emociones reprimidas. Estira los músculos y trata de ir al baño. Dicen que nuestro sistema digestivo es nuestro segundo cerebro. Por eso es importante que conectes tus pensamientos con tus intestinos, pasando por el corazón. Un buen consejo es que escribas en un papel lo primero que se te venga a la mente (tenlo a mano en tu mesita de luz), sin detenerte a pensar en cómo lo haces. Esto te ayudará a identificar las situaciones que te están afectando sin que lo sepas. Cuanto más te conozcas a ti misma, más fácil será identificar tus emociones y elegir cómo te afectan. Comprenderás que los sentimientos no son buenos ni malos, simplemente son parte de tu humanidad. Al revisar situaciones que te producen dolor emocional, resistencia o dolor de estómago, serás capaz de identificar el origen de tu malestar y empezarás a sentirte mejor. Es parte del proceso de sanar. ¡Ánimo, que todo pasa!

*Más adelante te ayudaré a **reconocer las emociones** con un listado muy práctico que te permitirá identificarlas y ponerlas en palabras. Un primer paso de liberación interior.*

Existen estudios que demuestran que los seres humanos nos hemos acostumbrado a un fenómeno llamado "**el sueño interrumpido**". Es decir, dormimos durante cuatro horas, despertamos por una o dos, y luego dormimos otras cuatro. ¡Hemos aprendido a ignorar nuestro reloj biológico!

Lo ideal es que utilices las horas de insomnio para meditar, escribir, beber un poco de té o simplemente relajarte hasta que logres dormir de nuevo. Durante este tiempo, tu cerebro produce prolactina, que es una hormona que promueve la relajación.

Es importante que tomes en cuenta las señales sutiles que tu cuerpo te envía sobre tu estado físico, emocional y espiritual y les des un valor adecuado. Aprender a escuchar y entender lo que tu cuerpo trata de decirte es esencial para conocerte a ti misma.

Te invito a preguntarte: ¿qué quieres tú?, ¿qué deseas irradiar?, ¿quieres autotrascender? Estás preguntas te conducen a vivir de manera consciente y más intensa. No te haces ningún favor yéndote a dormir con pensamientos negativos. Los monjes dicen que así *cargarás las pesadillas en tu mochila hacia el día siguiente.*

Quiero compartir contigo un texto de uno de los mejores libros que he leído, *El hombre en busca de sentido*, de Viktor Frankl, donde el autor habla sobre la ansiedad anticipatoria (páginas 152-155):

> "La **intención paradójica** se aplica también en los casos de transtorno del sueño. El **temor al insomnio** produce una hiperintención por quedarse dormido que, a su vez, impide al paciente lograrlo. Con el fin de superar ese miedo, aconsejo al paciente que **se resista a dormir**, que permanezca despierto. En otras palabras, la hiperintención de quedarse dormido, nacida de la ansiedad anticipatoria de no conseguirlo, debe reemplazarse por la intención paradójica de no quedarse dormido, a la que seguramente seguirá pronto el sueño. La intención paradójica constituye una estrategia de efectos a corto plazo. La clave de la curación se halla en la auto trascendencia, en **la trascendencia de uno mismo**."

## Cómo afecta el sueño el coeficiente intelectual

El experto de la Universidad Tel Aviv, Avi Sadeh, descubrió que dormir poco afecta la inteligencia y reduce el control de los impulsos.

Seguramente no pensabas que una hora menos de sueño significaba la disminución de tu coeficiente intelectual. Sin embargo, Avi Sadeh señala que: *"la pérdida de **una hora de sueño** es equivalente a la pérdida de **dos años de maduración** cognitiva y el desarrollo".* (2)

(2)"¿Dormir menos disminuye nuestro coeficiente intelectual?" (17 de mayo de 2015). Publimetro. Recuperado de https://www.publimetro.pe.

La pérdida de sueño debilita la orquestación de los pensamientos para cumplir una meta y percibir las consecuencias de las acciones.

Así es como la gente cansada tiene, además, dificultad para controlar sus impulsos. Un **cerebro cansado queda "atascado"** en una respuesta incorrecta, no puede conseguir una solución más creativa y vuelve varias veces a la misma respuesta que ya sabe es errónea.

***Cuando estamos cansados en realidad es más difícil ser felices**, pues rememoramos los recuerdos negativos más que los positivos.*

Hay muchas actividades diarias que afectan nuestro coeficiente intelectual sin que lo sepamos, y la **<u>interrupción del patrón de sueño</u>** es una de las principales.(3)

(3) Correa, Mónica. "6 cosas que están destruyendo tu coeficiente intelectual sin que lo sepas" (4 de mayo de 2018). La Bioguía. Recuperado de https://www.bioguia.com.

Según la Asociación Americana de Psicología, el sueño es esencial para la salud y el bienestar de una persona. Sin embargo, millones de personas no duermen lo suficiente y sufren de falta de sueño.

Las encuestas realizadas por la Fundación Nacional para la Ciencia (NSF, por sus siglas en inglés) entre 1999 y 2004 revelan que al menos 40 millones de estadounidenses sufren de más de 70 trastornos del sueño diferentes, y el 60 % de los adultos informa tener problemas para dormir algunas noches a la semana o más. La mayoría de las personas con estos problemas no son diagnosticadas ni tratadas.

En la edición de agosto de 2004 de la revista *Sleep*, el Dr. Timothy Roehrs, director de investigación del Centro de Trastornos del Sueño e

Investigación del Hospital Henry Ford en Detroit, publicó uno de los primeros estudios para medir el efecto de la somnolencia en la toma de decisiones y la asunción de riesgos. Descubrió que *la somnolencia afecta la toma efectiva de decisiones*.

El Dr. Roehrs y sus colegas dieron a los sujetos soñolientos y personas alertas indicaciones para completar una serie de tareas informáticas. En momentos aleatorios, se les dio la opción de tomar su dinero y detenerse o seguir adelante con el riesgo de ganar más dinero o perderlo todo completaban su trabajo en un tiempo determinado. Los investigadores descubrieron que las personas alertas eran muy sensibles a la cantidad de trabajo que necesitaban para terminar las tareas y **entendían el riesgo** de perder su dinero si no lo hacían. Pero los sujetos soñolientos optaron **por abandonar las tareas** prematuramente o se arriesgaron a **perder todo** al intentar terminar la tarea por más dinero, incluso cuando era altamente probable que no pudieran lograrlo.

## Zumbido en los oídos

Otro de los efectos de la falta de sueño que experimentan muchas personas es un zumbido en el oído, que también puede describirse como un rugido, silbido, murmullo o tintineo. El sonido suele durar solo unos pocos minutos. Pero cuando no mejora o desaparece se llama *tinnitus*.

El ruido es agotador y tiene su origen en los trastornos emocionales. Yo misma lo experimenté durante episodios de estrés a lo largo de mi vida: antes de exámenes, al cambiar de trabajo, cuando me casé o me mudé, etc. Lo que más me ayudó a calmar mis síntomas hasta hacerlos desaparecer por completo fue la meditación centrante u oración contemplativa, acompañada de la higiene del corazón.

Si tú también sufres de malestar, es importante que descubras qué lo causa y lo expreses en palabras. Solo así ese molesto zumbido empezará a irse. Estoy segura.

¿Cómo puedes descubrir su origen? Llevando un diario de lo que te afecta. Coloca como título de cada día **cómo fue ese ruido** (fuerte, medio o bajo). Así, de a poco, podrás darte cuenta de si hay alguna relación entre la intensidad del sonido y los eventos puntuales que has vivido cada día.

Si no sabes por dónde empezar, te invito a responder estas preguntas de autoexamen para indagar en el origen tu estrés o preocupación.

<u>Ejercicios:</u>

¿Cuál es la actividad diaria que más te agobia? Revisa tu día de ayer y pregúntate:

- ¿Qué fue lo que más te preocupó?
- ¿En qué parte del cuerpo lo sentiste?
- ¿Te habías sentido así alguna vez cuando eras más pequeña?
- ¿Hubo algo que escuchaste y "**no quisiste escuchar**"? ¿Algo que te dijeron de mala forma?

Entiendo por lo que estás pasando. Tanto el insomnio como el tinnitus son consecuencias de algo más profundo. Pero estas preguntas nos ayudan a indagar en nuestro sentir más profundo. Una tarea difícil en nuestros tiempos.

## Dormir siesta o no dormir siesta, esa es la cuestión

En mi experiencia, la respuesta a esta pregunta es un rotundo "sí". La siesta es sagrada. Provengo de una zona muy calurosa y la siesta es más que una buena costumbre: es una necesidad fundamental.

Existen investigaciones sobre el sueño que prueban que dormir hasta **20 minutos** de siesta, entre las 13 h y las 16 h es ideal para seguir con lo que resta del día llenos de energía. También permite aumentar la atención y continuar con entusiasmo la actividad laboral.

Según Daniel Vigo, investigador médico del Consejo Nacional de Investigaciones Científicas y Técnicas de Argentina (CONICET) y profesor de la Universidad Católica Argentina, el ritmo biológico suele llevar a una baja en el estado de alerta de una persona entre las 13 h y las 15 h.

Por esta razón, una siesta de hasta 20 minutos es beneficiosa, ya que permite aumentar el estado de alerta y atención y mejorar el estado de ánimo.

Si una persona duerme cerca de 8 h a la noche, una siesta de 20 minutos por la tarde, antes de las 16 h, será suficiente. La llamamos la "siesta energizante" porque es lo suficientemente corta para evitar caer en un sueño profundo y permite seguir trabajando con mayor entusiasmo.

Con esa duración, tu sueño será sólo superficial y evitarás dormir por inercia, lo cual consiste en una sensación de aturdimiento al despertar después de más de una hora.(4)

(4)"Nuevas investigaciones sobre el sueño. Prueban que 20 minutos de siesta alcanzan para recuperar la energía." (8 de diciembre de 2016). *Clarín*. Recuperado de http://www.clarin.com/.

# La higiene del sueño o limpieza del corazón



Para tener un sueño reparador sin interrupciones y despertarnos con la energía renovada para vivir cada día al máximo, no basta con dormir una determinada cantidad de horas. Necesitamos, además, que el sueño sea de calidad.

Para eso, es imprescindible que nos acostemos con el corazón limpio, libre de presiones, angustias y estrés.

¿Qué es la *higiene del sueño o limpieza del corazón*?

Así como tu cuerpo lleva las huellas de todas las tareas del día y, a la noche, necesita un buen baño para reconfortarse, tu corazón también guarda dentro de sí todas las experiencias vividas a lo largo del día... ¡y también necesita un ritual de higiene que le permita irse a dormir tranquilo!

Inés Ordoñez de Lanús, fundadora del centro de espiritualidad Santa María, sostiene que para alcanzar esta serenidad y paz a la hora de irte a dormir es importante realizar una *"higiene del corazón"*(5)

(5) También puedes encontrar este concepto como "limpieza o higiene del sueño".

Se trata de una práctica de bienestar que te ayudará a desahogarte y limpiar tu interior cada noche para conciliar un sueño reparador.

Seguramente pasas por noches en las que dormir se hace muy difícil y angustiante, como si algo te oprimiese el pecho. Te sientes intranquila, das vueltas en la cama, y los pensamientos revolotean en tu cabeza como un torbellino interno que parece nunca detenerse.

La *higiene del corazón* es clave para que esas noches oscuras no sean tan frecuentes. Consiste en pequeñas prácticas que puedes implementar para realizar un análisis interior de cómo transcurrió tu día, observar cada situación, pensar con quién te encontraste y cómo te sentiste.

Es una técnica vivencial que requerirá de tu compromiso para responder a distintas preguntas y reflexionar sobre ellas.

*Antes de seguir avanzando con la lectura, te recomiendo que tengas a mano algo sobre lo que tomar notas: un cuaderno personal, un diario o, simplemente, la aplicación de notas de tu teléfono. Si estás leyendo la versión impresa de este libro, también puedes escribir en los espacios en blanco que he dejado para este fin.*

La oración diaria te ayudará a conocerte mejor a ti misma, saber quién eres en verdad, en tu estado más puro, y practicar el estar presentes en el ahora. Es decir, aprenderás a estar más consciente en cada situación que te toca vivir.

Un ejemplo de NO estar conscientes es estar pensando en la siguiente actividad y lo que sigue en la agenda, en lugar de disfrutar lo que estás haciendo en este momento, escuchar a quien tienes enfrente, poner toda tu atención en la otra la persona. Esto, aunque no parezca, **"escuchar estando presente"**, es un *acto de amor*.

La presencia no solo física sino también de mente y espíritu te permitirá darte cuenta de que, al llevar a la oración lo que estás viviendo (sintiendo, percibiendo, tocando), podrás limpiar tu corazón en profundidad al terminar el día. Podrás observar cada una de las situaciones que transcurriste, las cosas que hiciste, lo que te hicieron, lo que te dijeron o no te dijeron como querías o deseabas. Podrás sanar el alma con cada ejercicio nocturno.

Ejercicios:

Respira profundamente 3 veces y pregúntate: "¿Cómo estoy ahora con lo que acabo de leer?". Trata de identificar y nombrar por lo menos tres emociones. Anótalas porque las utilizaremos más adelante:

1-

2-

3-

¿Qué <u>pensamientos</u> te vienen a la mente antes de dormir?

1-

2-

3-

Repasa tu día y detente a pensar en cada situación que has vivido:

- ¿Con quién te encontraste?
- ¿Cómo te miró? ¿Fue con amor o con desprecio?
- ¿Te has escuchado a ti misma?
- ¿Disfrutaste del encuentro o tu cabeza estuvo volando hacia lo que tenías que hacer después?

✍◇ Anota todo en un cuaderno y deja volar la lapicera, no te detengas. Deja que fluya lo que sientes en tu interior.

*Si te animas a colaborar con otras personas, también te invito a dejar tu opinión en los comentarios del libro o en mi web y contar cuáles fueron los tips o consejos que más te enriquecieron o mejor funcionaron para ti. ¡Te sorprenderás con todo lo que tienes para dar!*

*Para seguir adentrándote en la oración diaria, contemplativa, centrante o de silencio, puedes descargar mi libro Aprende a orar en 20 minutos: La oración contemplativa como fuente de vida, disponible en www.SentirseAmada.com/regalo y en Amazon (edición impresa de tapa blanda).*

# Higiene del corazón: tres ejercicios prácticos



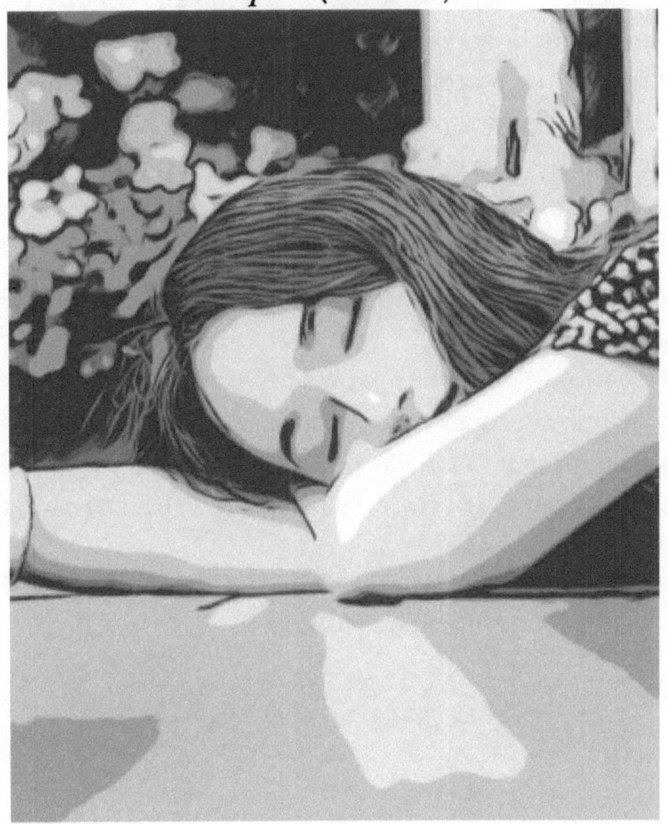

## Evaluación diaria

Empieza con un signo. En mi caso, hago la señal de la Cruz y comienzo mi oración rezando el Padre Nuestro, deteniéndome en cada palabra y meditando lo que me resuena (si me sale de memoria rápido no está mal, nada está mal).

Sé que estoy en presencia del Señor, creador de toda la naturaleza, fuente de amor y energía. Le pido que me ayude a mirar mi día desde que me levanté hasta este preciso momento; que me ayude a repasar cada situación en la que estuve involucrada, el trabajo, el viaje hasta allí, todo lo que hice, los lugares que visité; que me ayude a recordar a cada una de las personas con quienes me encontré a lo largo del día. Y trato de visualizar cada una de sus caras.

Recorro mi cuerpo con respiraciones sucesivas y trato de recordar cómo me sentí al levantarme esa mañana. Soy consciente de que la vida me regaló un nuevo día. Respiro profundo muchas veces.

Para alcanzar la higiene del corazón, recorro cinco fases, cada una dedicada a un aspecto diferente de mi ser: la fase mental, la fase del cuerpo, la fase del hacer, la fase de las personas y la fase del perdón.

### Fase mental

Para comenzar, pregúntate por tus **pensamientos** a lo largo del día: ¿cuál fue tu primer pensamiento esa mañana al abrir los ojos?, ¿qué vino a tu mente: la agenda del día, la primera reunión?, ¿cuál fue tu primer sentimiento: desgano, desagrado, culpa, gratitud por el nuevo día?

> Para ayudarte a retener tus reflexiones, puedes hacer una lista
> de lo que sueles sentir <u>al despertar</u>:
> 1.
> 2.
> 3.

### Fase de cuerpo

A continuación, concéntrate en el aspecto físico de tu día. ¿Con qué **sensación** corporal amaneciste? ¿Te ha dolido el cuello, la espalda, la cintura? ¿Has descansado bien? ¿Te desperezaste con placer o has estado tensa todo el día? ¿Abrazaste a alguien al despertar o quisiste hacerlo? ¿Por qué?

Abre tus brazos y permanece con los ojos cerrados, imaginando la gracia enorme que la vida te regala en esta noche: estás haciendo algo muy valioso, eres muy valiosa, tus manos ayudan, tu mirada ayuda, tu persona ayuda. Agradéceles.

Vuelve a respirar profundamente y sigue pensando en cada uno de los lugares en los que estuviste a lo largo del día. ¿Cómo te sentiste en cada uno: ¿a gusto, a disgusto, agredida, recibida, contenta, molesta? ¿Quisiste entrar o te obligaron a ir por compromiso, por cumplir, por quedar bien, por no saber decir que no? ¿Pudiste SER tú misma en todo lugar o debiste desempeñar un rol según lo que se esperaba de ti? ¿Cuál fue tu actitud en estos lugares? ¿Te sentiste positiva o no tanto?

## Fase del hacer

Ahora es momento de pensar en tus actos y **acciones**. Respira profundamente y recuerda todo lo que hiciste, tus tareas cotidianas, tus trabajos, tus actividades, como ir a correr, hacer gimnasia, yoga.

¿Cuál fue tu aporte hoy? ¿Hiciste o dijiste algo de lo que te arrepientes o por lo que tienes que pedir disculpas? ¿Cómo fue tu actitud interior al realizar tu rutina? ¿La disfrutaste o la realizaste, de nuevo, por obligación? ¿Qué pensamientos, palabras, gestos, sensaciones y emociones te acompañaron en tu trabajo o en tu casa? ¿Qué fue lo más lindo que hiciste, lo que más te gustó, lo que más disfrutaste?

¿Qué fue lo que hiciste muy bien? ¿Te salió como querías? ¿Hubo algo que hiciste mal o que dejaste de hacer por pereza? ¿Qué hubieras podido hacer con más amor y dedicación?

## Fase de las personas

Respira profundamente. Recuerda a cada una de las personas con las que te encontraste a lo largo del día y que ayudaste, acompañaste, asististe o que no pudiste ayudar.

Trata de darte cuenta de las **emociones** que viviste en cada encuentro e intenta expresarlas, sean positivas o negativas.

¿Qué fue lo más lindo y alegre que viviste en tus encuentros con los demás? ¿Qué fue lo más gozoso de ese encuentro, lo que sigue resonando en tu corazón al terminar este día? ¿Qué fue lo que más te costó? ¿Con quién te resultó difícil estar o hablar?

¿De qué manera te ayudó a crecer en tu propia identidad como mujer cada persona que encontraste? ¿De qué manera te hicieron sentirte presente ante ti misma, ante los demás y ante cada cosa que fuiste viviendo? ¿Cómo se tradujeron tus emociones en actos y gestos concretos de amor?

Revive tus emociones y desahoga tu corazón en el Señor animándote a expresar lo que sentiste y quizás no supiste o no pudiste manifestar.

## Fase del perdón

Llegamos a la última fase. Respira profundamente. Toma conciencia de tus pensamientos, **palabras**, emociones, sensaciones corporales y actos confrontándolos con la luz del AMOR.

¿Qué situaciones te impacientaron, te enojaron, te sacaron de ti? ¿Qué de todo lo que te pasó en el día impactó con más fuerza en tu corazón? ¿Hay algo que hiciste o dijiste de lo que te arrepientes o por lo que quieres pedir perdón? ¿Qué hubieras podido hacer con más amor y dedicación? ¿Hay alguien a quien tengas que perdonar?

Vuelve a respirar profundamente. ¿Cómo está tu corazón al terminar este día? ¿Qué le quieres decir a Dios? ¿Por qué quieres darle gracias?

Respira profundamente, y concéntrate en cómo te sientes ahora. Trata de identificar y nombrar por los menos tres sentimientos.

Pon tus manos en tu corazón, como queriendo "tocar" esto que sientes, acariciar la experiencia vivida a lo largo de todo el día.

Puedes formular un deseo o una intención para las personas que has visto. Visualiza (si puedes) sus rostros, y deséales el bien. Si no logras recordar sus rostros o precisar sus nombres, sencillamente formula una bendición y un buen deseo para todas ellas.

Agradece a la vida por haber estado hoy con esas personas. Abre los brazos como queriendo soltar esta experiencia, entregarla a la vida, dejarla ir. Deséales el bien a todas las personas y déjalas ir...

Haz unas respiraciones profundas y mientras el aire entra y sale de tu cuerpo, repite:

*Así fue mi día...*
*Hice lo mejor que pude...*
*Así fue...*

Respira profundamente. Toma conciencia de tu interioridad y permanece así unos minutos, respirando y mirando con amor todo el día que pasó.

Confíate en los brazos maternales de María. Reza un Ave María, haz la señal de la cruz y disponte a dormir en paz, dejando que tu corazón, siempre encendido, siga repitiendo al compás de sus latidos el nombre del Señor o tu frase preferida para relajarte. Si eres de otra espiritualidad puedes repetir tu mantra favorito.

## El registro de tus momentos del día

Para vivir una verdadera experiencia de Dios en mi vida cada noche y lograr esa ansiada armonía espiritual, me he servido de algunas herramientas. La siguiente tabla me ha resultado útil para organizar mi evaluación o revisión del día. La comparto contigo esperando que te ayude a dar los primeros pasos. Espero que disfrutes completándola y te enriquezcas con lo que descubras:

<u>**Evaluación de mi día**</u>

Fecha:

1- Nombre que resuma o identifique el día:

2- Revisión interna de las experiencias:

Estado espiritual que prevaleció:

Descripción:

3- Experiencias principales:

¿Qué me pasa? ¿En qué circunstancias? ¿De dónde viene? ¿A dónde me lleva? ¿Cómo respondo? ¿Positivamente? ¿Con quién comparto? ¿Cómo vencer la reacción de rechazo?

4- Discernimiento en el momento

5- Mensaje del día:

6- La tarea que brota o surge del sentir ese día (de mi manantial): *"Quiero entregar a Dios, soltando y no empecinándome en algo que se me hace mal y me ata al pasado. Al renunciar me abro al hermoso misterio de la vida, a las inseguridades de lo que vendrá y al desafío de lo que no sé."*

*"Sin renuncia, no habría mariposa..."*

7- Agradecimientos.


Después de completar el esquema, pregúntate:

- ¿Qué <u>dificultades</u> encontré al completarlo o intuyo se presentarán al experimentar mi reflexión nocturna?
- ¿Qué proceso puede ayudarme en mi crecimiento e integración espiritual?
- ¿Qué huellas de <u>mi historia</u> veo en la dinámica de estos ejercicios para descubrir mi manantial?

Cree en ese manantial, el Agua Viva, Dios, que acude en tu ayuda, porque allí donde el agua penetra, sana.

## Evaluación de mi día    Fecha:

1. Nombre que resuma o identifique el día:

2. Revisión interna de las experiencias:

Estado espiritual que prevaleció:

Descripción:

3. Experiencias principales:

| ¿Qué me pasa? | ¿En qué circunstancias? | ¿De dónde viene? | ¿A dónde me lleva? | Cómo respondo? ¿Positivamente?<br><br>¿Cómo vencer la reacción de rechazo? | ¿Con quién comparto? |
|---|---|---|---|---|---|
|  |  |  |  |  |  |

4. Discernimiento en el momento:

5. Mensaje del día:
6. La tarea que brota de mi manantial:

7. Agradecimientos:

## El proceso de discernimiento

Cuando hayas hecho muchas veces esta práctica de higiene o limpieza de tu corazón podrás volverte más experimentada en el **proceso de discernimiento**, que consiste en adoptar una actitud vital. Principalmente es una forma de gracia que te ayudará a disponerte para reconocer a Dios en cada momento de tu día y, en especial, empalmar sus deseos con los tuyos. Es una tarea difícil pero no imposible, créeme.

El proceso de discernimiento consiste en solo siete pasos sencillos pero muy eficaces que puedes aplicar en el día a día:

1. Comienza con una relajación o respiración para ponerte en presencia de Dios. Pídele que te ayude a ver tu día y comprender cuál ha sido su revelación para ti. Trata de recordar qué ángeles o personas te hablaron y en qué te ayudaron.

2. Piensa qué vivencias y sensaciones diurnas puedes recoger, míralas y revívelas internamente (sin juzgarlas, sólo recógelas).

3. Escoge algo del día que te haya dado cierta tranquilidad, que haya venido de Dios y te llame a la vida plena. Percibe qué reacción tuviste ante dicha vivencia.

4. Elige algo del día que NO te haya gustado y te haya dejado intranquila. Observa qué reacción tuviste ante dicha vivencia.

5. Analiza el ahora, el momento presente. ¿Qué te pasa ahora que estás haciendo esta evaluación? ¿Ves o percibes algo que Dios te quiere decir que no viste antes o de lo que no pudiste darte cuenta durante el día?

6. Pregúntate qué ha significado este día. ¿Te dispuso a ser una mujer más integrada? ¿Tus viejas heridas se sanaron o aún no? ¿Tu potencial se expandió? ¿Tu corazón se ensanchó? ¿Tienes deseos de realizar pequeñas cosas? ¿Qué deseos? ¿Ves un nuevo camino que se abre en el futuro?

7. Termina con una oración o agradecimiento por el discernimiento, entrega tu pedido de ayuda a Dios desde tu más hondo deseo personal, desde tu alma, desde tu ser sagrado, desde tu niña divina. Acude a tu **niña divina** que aún no fue herida, que está en su estado más puro. Estás redescubriendo y liberando a tu niña interior.

# Comenzar a sanar



Muchas personas no logran dormir bien porque la amargura ha hecho nido en su corazón. Cuando se levantan están enojadas, malhumoradas y, muchas veces, ni ellas mismas conocen el motivo de su malestar.

Una de las principales causas de este sentimiento negativo son los pensamientos opresivos que se agitan en su mente durante el sueño y que tienen como origen la falta de perdón.

La presión que soportas afecta tu cuerpo provocando ansiedad y nerviosismo cada mañana.

Dios nos creó para vivir en armonía y estar en un delicado equilibrio. *Tu vida es muy valiosa para echarla a perder a causa del rencor.*

Algunas mujeres no logran perdonarse a sí mismas, no se aceptan o no aceptan a los demás, ciertos aspectos de la vida o determinadas situaciones. Incluso pueden estar tan enojadas con Dios que no logran darse cuenta de que necesitan perdonar.

Reconocer las emociones y honrarlas es el primer paso para sanar.

## Reconocer emociones y honrarlas

Antes de comenzar mi proceso de reconexión con Dios, me resultaba difícil comprender lo que sentía, pero identificar mis emociones y saber que existían en mí fue el primer paso para aprender a reconocerme más humana, más imperfecta y mucho más digna de ser amada.

Ser consciente de lo que sientes es importante para comprender mejor tus acciones y las reacciones de tu cuerpo.

Por ejemplo, si eres una mujer impulsiva, podrás reconocer los primeros síntomas de estrés en tu cuerpo ni bien aparezcan y evitar que se conviertan en algo más grave. En cambio, si reconoces qué acciones te resultan excitantes, dedicarás tu tiempo a hacer más de lo que te hace bien y menos de lo que te agota.

Quiero compartir contigo dos listados: uno de emociones positivas y otro de emociones negativas. Ellas te ayudarán a ponerle nombre a lo que te está pasando y honrar aquello que sientes.

Te propongo que marques al lado de cada palabra si hoy <u>percibiste</u> esa emoción. Detente en cada una y pregúntate cuándo la sentiste, en qué parte del cuerpo te afectó, si te ha ayudado o te ha agotado, qué te dice tu voz interior.

Este ejercicio es muy valioso para conocerte a ti misma, pero debes ser honesta contigo y considerar acciones y rasgos de tu carácter, aunque no te agraden. A largo plazo, una mayor conciencia de ti te hará ganar muchísimo.

Espero te sirva, de corazón.

## Emociones positivas

1. Admiración
2. Alegría
3. Alivio
4. Amor
5. Apertura
6. Asombro
7. Autoconfianza
8. Afecto
9. Calma
10. Cariño
11. Cercanía
12. Comodidad
13. Compasión
14. Compromiso
15. Confianza
16. Conexión
17. Confort
18. Conmoción

19. Curiosidad
20. Dicha
21. Diversión
22. Emoción
23. Empatía
24. Entusiasmo
25. Esperanza
26. Euforia
27. Exaltación
28. Excitación
29. Expectación
30. Fascinación
31. Felicidad
32. Fortaleza
33. Generosidad
34. Gozo
35. Gratitud
36. Humildad
37. Ilusión
38. Independencia
39. Inspiración
40. Interés
41. Intriga
42. Júbilo
43. Libertad
44. Misericordia
45. Motivación
46. Nostalgia
47. Optimismo
48. Orgullo
49. Pasión
50. Paz

51.  Piedad
52.  Preparación
53.  Prosperidad
54.  Prudencia
55.  Realización
56.  Regocijo
57.  Relax
58.  Renovación
59.  Satisfacción
60.  Seguridad
61.  Serenidad
62.  Solidaridad
63.  Sorpresa
64.  Superioridad
65.  Ternura
66.  Tranquilidad
67.  Unidad
68.  Valentía
69.  Valor
70.  Victoria
71.  Vitalidad.

## Emociones negativas

1.  Aborrecimiento
2.  Aburrimiento
3.  Agobio
4.  Agotamiento
5.  Aislamiento
6.  Alarma
7.  Amargura

8. Angustia
9. Ansiedad
10. Apatía
11. Arrepentimiento
12. Asco
13. Aversión
14. Bronca
15. Cansancio
16. Celos
17. Cobardía
18. Cólera
19. Confusión
20. Congoja
21. Conmoción
22. Crispación
23. Culpa
24. Decepción
25. Depresión
26. Desagrado
27. Desaliento
28. Desamparo
29. Desánimo
30. Desconcierto
31. Desconfianza
32. Desconsuelo
33. Descontento
34. Desdicha
35. Desencanto
36. Desesperación
37. Desesperanza
38. Desgracia
39. Desilusión

40. Desmotivación
41. Desvalimiento
42. Disgusto
43. Dolor
44. Enfado
45. Enojo
46. Envidia
47. Escepticismo
48. Exasperación
49. Fastidio
50. Fatiga
51. Frustración
52. Furia
53. Hastío
54. Horror
55. Hostilidad
56. Impaciencia
57. Impotencia
58. Incapacidad
59. Incomodidad
60. Indecisión
61. Indefensión
62. Indiferencia
63. Indignación
64. Inestabilidad
65. Infelicidad
66. Inferioridad
67. Inquietud
68. Insatisfacción
69. Inseguridad
70. Intranquilidad
71. Inutilidad

72. Ira
73. Irritación
74. Letargo
75. Malhumor
76. Mediocridad
77. Melancolía
78. Miedo
79. Molestia
80. Nerviosismo
81. Odio
82. Parálisis
83. Pena
84. Pereza
85. Pesadumbre
86. Pesimismo
87. Preocupación
88. Rabia
89. Rencor
90. Resentimiento
91. Repugnancia
92. Repulsión
93. Soberbia
94. Sobresalto
95. Soledad
96. Susceptibilidad
97. Suspicacia
98. Susto
99. Temor
100. Tensión
101. Terror
102. Tristeza
103. Vergüenza

104. Violencia.

## Cómo deshacerte del rencor

Si tomaste caminos alternativos a la fe, es probable que no hayas podido lidiar con el rencor o no lo hayas hecho muy bien. Pues no sabías que la solución estaba en Dios y Su gracia.

Si te apartas de su camino, solo sumarás una nueva amargura al espíritu y una sensación de soledad y desprotección.

Pero no debes culpar a los demás. Aunque otra persona haya sido responsable de tu sufrimiento, tú tienes la responsabilidad de decidir qué hacer con ese resentimiento.

En este proceso de HIGIENE INTERIOR, luego de haber revisado cada rincón de tu corazón, alguna noche podrás detectar que necesitas perdonar o pedir perdón por algo que has hecho quizás sin intención. Así podrás eliminar cualquier granito de rencor que haya quedado en una esquina interior.

Pero, ¿qué ocurre si la persona que debemos perdonar ya no está cerca nuestro y no podemos hablar con ella?

Si el perdón es profundo, la reconciliación siempre es posible. Déjame compartir contigo este ejercicio para guiarte en este camino. Repite estas <u>frases</u> (y, si quieres, acompáñalas con música suave de fondo):

♥ *Dios, yo,* ................. (di tu nombre), *renuevo la decisión de perdonar a* ............... (di el nombre de quien te has decidido a perdonar) *por toda ofensa, humillación, abandono, envidia, rechazo, insultos, mentiras, estafas, falta de valorización y amor.*

♥ Respira profundamente y menciona todo lo que te vaya surgiendo en la memoria.

♥ Imagina a Jesús sentado a tu lado, a quien puedes contar tu dolor y amargura con tus palabras.

♥ Finalmente pídele que te libere de todo rencor, solicitando la gracia del perdón hacia ...................

♥ *Por su Divino Corazón, yo te perdono,* ................. (vuelve a mencionar el nombre de la persona), *yo te bendigo en tu salud y te declaro libre, ya no me debes nada.*

♥ *Le pido a Dios que te ame profundamente y te llene de su paz. Amén.*

Si como mujer no descubres las heridas de tu vida desde la luz de Dios, buscarás por caminos errados mitigar el dolor que atormenta tu corazón y que, a través de tus propios mecanismos de defensa, te va sumiendo cada día un poco más en la frustración y la amargura.

Esa sensación de SIN SENTIDO te acompaña con tus propias fragilidades.

¿Cuántas noches llegas a casa con la sola idea de acostarte, descansar, dormir y olvidarlo todo?

En esos momentos es cuando Dios espera que acudas a Él, para que, como una suave brisa nocturna, te guíe para que cumplas el propósito de tu vida.

Las mujeres fuimos soñadas por amor y para amar aquí y ahora. Debemos empezar por reconocer nuestras emociones y honrarlas.

# Para el perdón

Dios renuevo la decisión yo........................(di tu nombre) de perdonar a...................(el nombre de quien has decidido a perdonar) por toda ofensa, humillación, abandono, envidia, rechazo, insultos, mentiras, estafas, falta de valorización y amor.

@infoSentirseAmada

# Sanación a la distancia

Dios está cerca de nosotros en cada momento de nuestra travesía. Por lo tanto, Él puede sanarnos y restaurar las grietas que fragmentan nuestro interior si le hacemos un lugar en nuestra vida y nuestro corazón.

Pídele tan solo: *"Dios, haz que en mi corazón corran ríos de agua viva, que sacien la sed de amor, paz y felicidad que hay en mí"*. O bien concéntrate en que *todo pasará, esto también pasará*. *"Porque tú, Señor, eres mi auxilio"* (Salmo 63,8), e imagina a Jesús cortando con unas tijeras los lazos que te atan a esa persona con conexiones de rencor.

Este ritual aplica también cuando pides por la curación de otra persona. Si oras con la confianza puesta en Dios puedes pedirle que bendiga a esa persona a la distancia y toque su vida con Su amor.

♥♥ ***"Buscando el bien de nuestros semejantes, encontramos el nuestro." (Platón)*** ♥♥

Recuerda que lo más importante es la **determinación**:

*- El perdón comienza cuando te decides a perdonar.*

*- Ora por la persona que te hirió, bendícela.*

*- En la medida de lo posible, conversa con la persona, clarifica la situación. Si no es posible deja todo en manos de Dios por medio de la oración. (Gustavo Jamut)*

<u>Ejercicio:</u>

**Empuja una pared.**

Paso 1: Ponte de pie mirando a la pared.

Paso 2: Apoya tus manos en la pared.

Paso 3: Empuja la pared con todas tus fuerzas.

Paso 4: Sigue empujando la pared.

Paso 5: Pon tus manos en tu corazón, como queriendo "tocar" esto que sientes, acariciar la experiencia vivida de empujar la pared, y reflexiona: ¿Se movió la pared? ¿Qué sentiste al empujarla? ¿Qué sentiste en el cuerpo? ¿En qué parte? ¿Qué partes de tu vida quieres correr?

Paso final: Piensa en la pared como tu vida: ¿Qué aspectos de tu vida quieres correr? Elige una palabra que represente esa sensación y anótala aquí: ..................................

# Diez consejos para dormir mejor

Hemos visto que optimizar el descanso nocturno es indispensable para mantener la agudeza mental al cien por ciento, conservar un equilibrio emocional y alcanzar un nivel de energía pleno durante todo el día. Pero ¿cómo llegamos a ese estado óptimo?

A continuación, quiero compartir contigo diez consejos claros y accionables para que, desde hoy, pongas en práctica todo lo que hemos aprendido en los capítulos anteriores.(6)

(6) "La Importancia de conciliar el sueño y descansar en épocas de pandemia" (9 de abril 2020). Alkemy Diagnostico. Recuperado de http://www.alkemydiagnostico.com/novedades/noticia/392.

### 1-Cuida tu entorno

Crea un ambiente adecuado para descansar donde te sientas cómoda y nada interrumpa tu sueño durante la noche.

Algunas personas prefieren el silencio total. Otras se sienten mejor con un ruido blanco, como una canción en repetición o, incluso, el sonido del ventilador.

También es esencial que estés relajada en el momento de acostarte. Si acabas de hacer una actividad excitante, es conveniente que esperes unos momentos antes de acostarte o que realices técnicas de relajación para tranquilizarte y liberarte de las tensiones diarias (es un buen momento para aplicar la higiene del corazón).

### 2-Sigue un ritual y establece un horario para dormir

Mientras más constante seas con el horario en que te levantas, más regulares serán tus funciones corporales. La Fundación Nacional del Sueño de Estados Unidos recomienda apegarse a un horario para acostarse y para despertar, y tratar de respetarlo al máximo.

No se trata de tener una planificación estricta, pero sí es importante que tu cuerpo se acostumbre a una rutina que te permita dormir las horas necesarias. No te acuestes a altas horas de la noche si empiezas a trabajar temprano al día siguiente.

### 3- Cuida tu dieta

La alimentación puede influir en tu sueño. No solo la calidad de la comida, sino también el momento en que la ingieres pueden afectar tu bienestar general y transformarse en un problema a la hora de ir a la cama.

De manera ideal, la cena debe ser liviana, aunque tampoco es bueno que te vayas a dormir con hambre porque correrás el riesgo de despertarte durante la noche. Presta atención también a no comer nada que te produzca acidez, pues los síntomas son bastante desagradables.

Aunque el alcohol produce sueño, no permite un descanso de calidad, ya que provoca un sueño fragmentado. Si bien te dormirás más rápido, debido a su efecto depresivo, las fases de tu sueño se verán afectadas y no alcanzarás el reposo necesario.

### 4- Evita los estimulantes después de media tarde

El café es saludable si se ingiere con moderación ya que estimula el cerebro. Sin embargo, cuando se bebe en grandes cantidades puede interferir con el sueño e, incluso, provocar temblores, nerviosismo y un pulso irregular.

Ahora bien, el café está tan incorporado en nuestra cultura que es difícil evitarlo por completo. Si no quieres dejar de consumir café, una buena opción es tomarlo solo por la mañana y decirle "no" después de la media tarde. Lo mismo es válido para el té, el mate o las gaseosas cola.

### 5- Practica ejercicio físico

Hacer ejercicio físico de manera regular ayuda a las personas a dormir mejor. Sin embargo, sus beneficios dependen de la hora del día en que realices la actividad y de tu estado físico general.

Algunos expertos advierten que realizar ejercicio por la mañana no solo no afecta el sueño nocturno, sino que incluso ayuda a mejorarlo. En cambio, ejercitarse muy cerca de la hora de dormir, en especial con intensidad elevada, puede provocar alteraciones en el sueño.

Después de una sesión intensa de entrenamiento, el organismo tarda hasta cuatro horas en recuperarse completamente y volver a un estado de reposo que permita el correcto descanso.

### 6- No abuses de la siesta

Dormir la siesta tiene un efecto positivo para el bienestar y puede aumentar o mejorar el estado de alerta, la concentración, la productividad, la memoria y la capacidad de aprendizaje. Pero para evitar que la siesta afecte los patrones de sueño durante la noche y genere complicaciones a la hora de dormir, es preferible que no dure más de 20 o 30 minutos y que no sea demasiado tarde en el día.

### 7- Si no logras conciliar el sueño, levántate

Si en alguna ocasión no logras conciliar el sueño, levántate y realiza una actividad que te induzca al sueño: puedes realizar alguna técnica de relajación o lee un libro. También es efectivo tomar una ducha caliente, ya que, al elevar tu temperatura y luego bajarla, tu cuerpo produce melatonina, una hormona que cumple una función clave en la regulación del ciclo sueño-vigilia.

Es mejor que no te quedes en la cama, pero tampoco realices esfuerzos exagerados. Ambas cosas podrían aumentar tu ansiedad.

### 8- Despeja la cabeza

Muchas veces, el estrés, las preocupaciones o el enfado por algo que haya ocurrido durante el día se cuelan en nuestra mente justo antes de dormir y nos perturban el sueño.

Por eso, si padeces de ansiedad o estás pasando por un mal momento, es importante que aprendas a controlar tus pensamientos (a través de la higiene del corazón) e incorpores una rutina de meditación o relajación progresiva antes de dormir.

Si tu nivel de ansiedad es elevado, te sugiero que te tomes unos momentos a lo largo del día, no solo antes de ir acostarte, para apartarte y hacer algunos ejercicios de respiración profunda.

### 9- Establece un toque de queda para los dispositivos electrónicos.

Apégate a un límite horario estricto de uso de dispositivos electrónicos: trata de no revisar tus redes sociales, tu correo electrónico justo antes de irte a dormir. Incluso te recomiendo que evites mirar televisión al menos noventa minutos de esa hora.

Quizá resulte tentador quedarse mirando maratones de tus programas favoritos, pero priorizar el buen descanso es más importante.

Si tu rutina diaria no te permite prescindir de tus dispositivos una hora y media antes de dormir, comienza con solo quince minutos y ve aumentando el tiempo cada día. Verás cuánto mejora tu descanso.

**10- Mantenerte informada es importante, pero no justo antes de dormir**

Limita el tipo de medios de comunicación que consumes. En especial, procura no ver programas que aumenten tu ansiedad por la tarde.

Este tal vez sea el consejo más complicado de seguir, pero también el más sensato. Mira las noticias una sola vez al día y, en lo posible, no lo hagas cerca de la hora de dormir.

# Unos minutos a la noche para brillar al día siguiente

Existe una rutina simple pero efectiva para alcanzar el éxito cada día.

### <u>Comienza por el final</u>

Al final del día, toma tu agenda y ábrela en la página del día siguiente.(7) Haz una lista de todo lo que tienes por hacer. Escribir lo que debes hacer una noche antes te prepara durante las horas de sueño para lograrlo.

(7) Lucio Villegas "Esta rutina nocturna de 10 minutos te llevará al éxito al día siguiente" (27 de octubre 2020) Bioguía. Recuperado de https://www.bioguia.com/entretenimiento/rutina-nocturna-10-minutos-exito-dia-siguiente_31832767.html

En la lista puedes escribir todo, desde lo más pequeño hasta lo más grande

- Cocinar mi propio desayuno (no pedir a domicilio)
- Tomar mi medicina
- Hacer 15 minutos de ejercicio
- Pagar las cuentas.

El objetivo es que anotes las cosas más simples que piensas que puedes hacer, pero que muchas veces optas por dejar de lado porque "ya lo haré luego".

### <u>Toma decisiones</u>

Ahora piensa en las cosas que son más importantes, que podrían cambiar tu vida si las repitieras todos los días. Antes de dormir, tienes que librar las siguientes batallas:

- ¿Comerás sano o seguirás buscando comida insalubre?
- ¿Harás más ejercicio o dormirás más de lo que necesitas?
- ¿Crecerás intelectualmente o perderás el tiempo en redes sociales?
- ¿Mejorarás tu relación con los demás o te alejarás de ellos?

Estas respuestas pueden llevarte a distintas cosas. Claro que no siempre debes ser una persona ideal, cada quién tiene días en los que se puede permitir hacer lo que quiera. Pero el objetivo es que, a través de estas preguntas, planifiques un día verdaderamente productivo en el que el trabajo, el bienestar y las relaciones personales puedan cambiar para bien.

Escribe los planes, las metas y hasta las acciones más simples. Al día siguiente, tacha cada ítem en tu lista a medida que lo vayas haciendo. Tendrás una clara visión de todo lo que has logrado. Repite esta rutina una y otra vez hasta que tu hábito nocturno sea innecesario para transformar tu vida.

# La importancia de conciliar el sueño y descansar en época de pandemia

Dormir bien es fundamental para protegernos de una infección y que nuestro cuerpo reaccione de la mejor manera. Pero en momentos de elevada ansiedad, como lo es una pandemia, conciliar el sueño se vuelve aún más difícil.

Es por eso que *la higiene del sueño* cobra particular relevancia.(8) Esta práctica nos ayudará no solo a dormir más, sino también a dormir mejor.

(8)"La Importancia de conciliar el sueño y descansar en épocas de pandemia" (9 de abril de 2020). Alkemy Diagnostico. Recuperado de http://www.alkemydiagnostico.com/novedades/noticia/392.

(9) "Cómo dormir más esta noche" (20 de abril 2020). The New York Times. Recuperado de https://www.nytimes.com/es/2020/04/02/espanol/estilos-de-vida/insomnio-coronavirus-dormir.html

### ¿Qué pasa cuando te sientes enferma?

Si estás combatiendo una infección,(9) tu cuerpo necesita descansar más para sanar rápidamente.

Para empezar, duerme dos horas más de lo habitual. Puedes mejorar las condiciones de descanso utilizando una almohada en forma de cuña o almohadas adicionales para mantener el pecho elevado y evitar una mayor congestión.

Cambia de ropa y de sábanas con frecuencia para controlar la propagación de bacterias o virus. ¡Qué lindo es dormir con sábanas con olor a limpio!

# Oraciones para limpiar el corazón

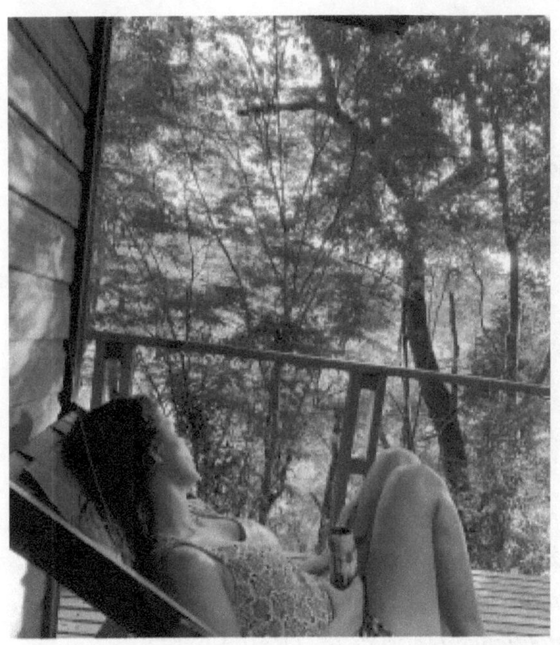

## Poema para sentir paz

Espero de corazón que estas líneas te acompañen en tu noche a noche y puedas experimentar el merecido descanso reparador. Tu mundo merece recibir esos dones que tienes en tu interior.

Este sabio **poema** me ha ayudado mucho para reflexionar:

*Dice la vieja sanadora del alma:*
*No duele la espalda, duele la carga.*
*No duelen tus ojos, duele la Injusticia.*
*No duele tu cabeza, duelen tus pensamientos.*
*No duele tu garganta, duele lo que no se expresa o se expresa con enojo.*
*No duele el estómago, duele lo que no se digiere.*
*No duele hígado, duele la ira.*

*No duele el corazón, duele el amor.*
*Y es él, el amor mismo,*
*El que CONTIENE LA MEDICINA MÁS PODEROSA"*

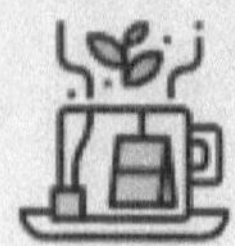



*"No importa lo que veas en tu vida hoy, todo puede ser diferente mañana. La noche más oscura da paso a la mañana más luminosa. Todo pasa, esto también pasará, como pasa cada tormenta. Confía en el proceso y en el poder que tienes dentro de ti."* (Karen Berg)

Pide ayuda a Dios para que, con Su inmenso amor, te reconforte y te ayude a cambiar lo que desees.

# Oración en mi angustia

Esta oración o meditación te ayudará en los momentos en que no veas la salida y necesites un consuelo urgente.

### *ORACIÓN EN MI ANGUSTIA*

*Dios, misterio, creador de la naturaleza,*
*sé que eres sensible,*
*y que conoces mi angustia.*
*Enséñame a entregarte mis miedos y mi impotencia.*
*Abrázame en esta noche,*
*para calmarme y sentirte más cerca.*
*En tus brazos me siento cubierta,*
*y si mis miedos están, ya no los siento tan pesados.*
*Que mi angustia me acerque más a vos Señor,*
*que al tocar mi corazón sienta que estás ahí*
*conmigo, sé que estoy protegida y segura.*
*Sólo quiero dormirme en tus brazos,*
*tal cual hija amada y predilecta.*
*Necesito descansar unas horas,*
*encontrar paz y calma.*
*Quiero entregarte mis miedos,*
*y que te los lleves muy lejos.*
*Te amo.*
*AMEN*

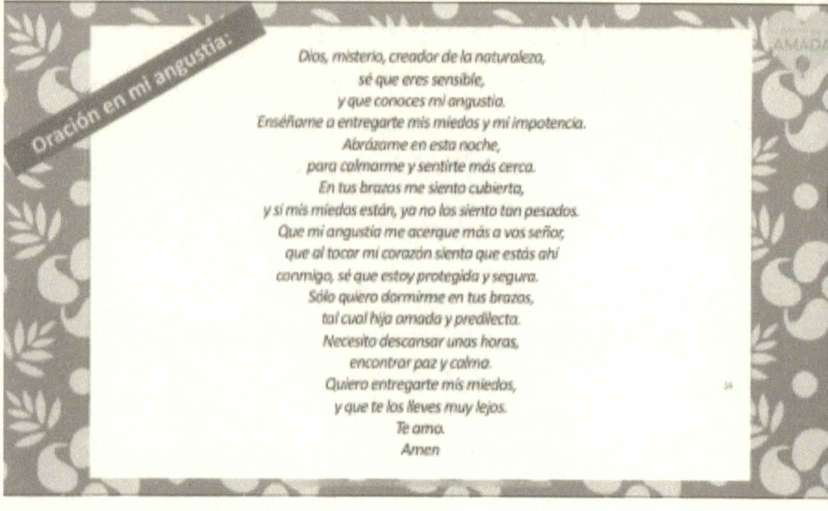


# Plegaria para la tristeza

Cuando la tristeza llega necesitamos sacarla de alguna forma para que no impregne nuestro cuerpo ni ninguna parte de nuestro ser. Si le damos una vía de escape, la tristeza se marchará felizmente. Una buena forma de hacerlo es a través de esta oración o meditación:

### PLEGARIA DE LA TRISTEZA

*Mi amado Dios,*

*En esta noche la tristeza se apodera de mi corazón*

*y de todo mi ser y sentir.*

*No logro alejar por mí misma la pena*

*que surge desde lo más profundo de mi alma,*

*no me permite seguir.*

*Quiero darte mi corazón entristecido*

*para que lo llenes de tu energía infinita.*

*Que transformes con tu luz mi tristeza*

*para que acepte y me sienta amada por TI,*

*y que sea suficiente para mí,*

*que lo sea todo.*

*Y que pueda reconocer en mi tristeza tu bondad,*

*porque gracias a ella puedo acudir a TI,*

*como única fuente de consuelo verdadero.*
*Y atravesada por tu amor,*
*recuperar la alegría que convierta mi vida*
*en lugar de pena, dame paz.*
*Que, por tu amor,*
*a través de mis sentimientos de tristeza*
*pueda sentirme de nuevo amada con vos y por mí.*
*AMEN*

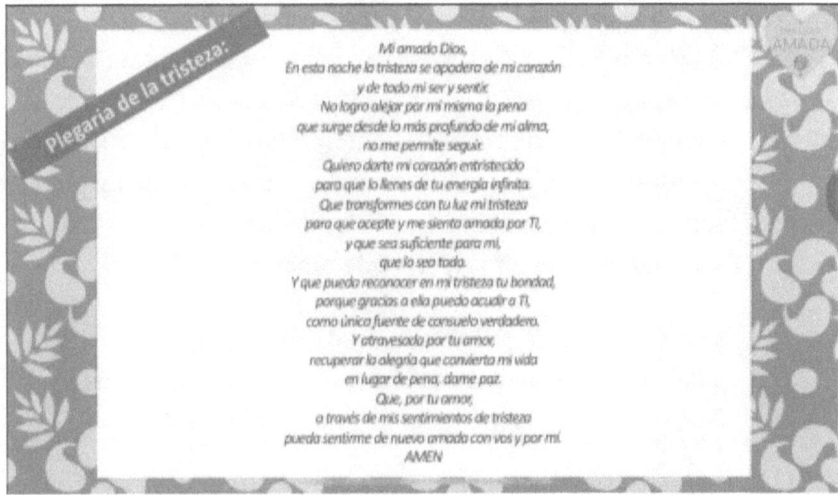


<u>Ejercicio:</u>

¡Ahora te toca a ti! Toma estas oraciones y adáptalas a tu sentir.

Las versiones de las oraciones que ves aquí son adaptaciones que he hecho yo misma en momentos de angustia y tristeza a partir de las hermosas plegarias que ofrece el Centro de Espiritualidad Santa María en su página http://despidiendonos.com/. Te invito a que visites este sitio, donde encontrarás recursos relacionados muy valiosos.

Ahora cuéntame, ¿cómo te sentiste después de haber leído estas oraciones y poemas? Accede a mi página www.sentirseamada.com[1] para dejar tu comentario o, si prefieres, escríbeme un email a info@sentirseamada.com. ¡Me encantaría conocer tus impresiones!

---

1.     http://www.sentirseamada.com

# Llegamos al final de este encuentro, queridas amigas

Antes de despedirme quiero dejarte una breve reflexión sobre la **meditación de los sueños** como un camino de encuentro con Dios.

Como explica Rafael Cabarrús en su *Cuaderno de Bitácora*, *"siempre el sueño comunica un mensaje que es lo que el inconsciente invita a trabajar para crecer, materia prima sobre la cual orar con Dios"*. (10)

(10) Cabarrús, Carlos Rafael. *"Cuaderno de Bitácora, para acompañar caminantes" Guía psico-histórica- espiritual. Editorial Desclée: Bilbao, 2000. 5ª ed.* (210-212).

El simple hecho de trabajar frente a Dios, hace de Su persona un interlocutor que devela lo más íntimo del corazón, lo cura y potencia lo más fuerte de ti para compartirlo con los demás.

**Para analizar el sueño en clave de oración:**

- Haz una petición al comienzo de tu oración, por ejemplo, pídele a Dios te muestre **quién eres**, que te muestre tu verdad. Podría ayudarte, como telón de fondo, el Salmo 139.

- Trabaja los diversos **símbolos** que recuerdas del sueño (sensación de las imágenes en el cuerpo, sonidos, olores, escalofríos, contexto, paisajes, el argumento del sueño) y los diversos temas que surgieron en el sueño; y vuelve a hacer una petición al Señor.

- Reflexiona sobre tu **postura corpórea** durante el sueño y pídele al Señor que te ayude a sanar y levantarte.

- Contempla la parte **positiva** del sueño y pídele al Señor que la potencie.

- Ruégale que te revele cómo es **estar mejor**, ponerte de pie y superar tus propias debilidades, crecer día a día en Su compañía (recuerda que nunca estás sola) y, de esta manera, brindar tu luz a los demás.

Me encantaría que me acompañaras en mis próximas ediciones para que sigamos caminando juntas y para contarte más de lo que tanto me apasiona. Sígueme en las redes sociales @infosentirseamada y visita mi página www.sentirseamada.com[1] para enterarte de todo lo nuevo que publique.

Bendiciones♥

**Yenni**

---

1. http://www.sentirseamada.com

# GLOSARIO

En el acompañamiento y coaching espiritual existen muchos términos para explicar cómo actúa nuestro cuerpo y nuestra mente cuando estamos en situaciones de estrés. En este breve glosario, incluí algunos de los más importantes para que los consultes al leer el libro. Además, encontrarás enlaces a mi blog, donde podrás profundizar en algunos de estos conceptos y continuar con tu crecimiento espiritual.

*Acompañamiento espiritual*

Es la relación de ayuda que se establece entre el profesional (coaching, acompañante) y la persona que acude en busca de ayuda. Se sigue un proceso específico para localizar los objetivos que la persona quiere trabajar. Cada persona tiene un ritmo diferente de acompañamiento y es responsable de sus propios cambios. Por ello el acompañante debe actuar en función de lo que necesite la paciente para ayudarla a comprender las sensaciones de su cuerpo y encontrar nuevos modos de ser más libre desde la espiritualidad.

https://sentirseamada.com/blog/2020/12/07/el-acompanamiento-espiritual-en-el-duelo-por-separacion-para-recuperar-la-alegria-de-vivir/

*Adaptación*

Es la capacidad de flexibilidad de nuestro cerebro y de nuestras neuronas. Nos permite afrontar las diferentes situaciones de estrés con mayor o menor resiliencia en función de nuestro grado de adaptabilidad. Si nos flexibilizamos y, por ende, nos adaptamos a la situación estresante y sabemos transitar por el dolor, podremos recuperarnos con mucha mayor facilidad. Las personas que no se adaptan y no se permiten cambiar, tienen tienden presentar siempre síntomas crónicos o que se cronifican con el tiempo porque no tienen la capacidad de salir del factor estresante. ¿Por qué sucede? Porque ponen la mirada en el problema desde fuera y no desde dentro.

*Bienestar*

Es la sensación de plenitud emocional de las personas. La práctica del coaching espiritual (revisar objetivos, propósitos, metas y experiencias vividas, por qué actuamos como actuamos, cómo estamos en nuestro presente, etc.) tiene como objetivo alcanzar el bienestar emocional, físico y espiritual. El bienestar es la capacidad del ser humano de llegar a un estado de armonía, de tranquilidad y de salud. Cada uno tiene un concepto distinto de bienestar. Por ello es esencial tomarse el tiempo para definir qué significa para ti y cuán importante es para tu salud, pues la salud es uno de los pilares del bienestar.

*Cambio de sentido*

Es un recurso del acompañamiento que se utiliza para resignificar una experiencia. Es una herramienta que se aplica en los ejercicios para poder dar una nueva visión o perspectiva. Ayuda al proceso desde una manera más sana y menos estresante. No va a cambiar nuestra historia, pero sí podemos cambiar nuestra manera de vivirla y, para eso, debemos cambiar el significado que otorgamos a las experiencias y ayudar a nuestro inconsciente a transitar el dolor y transmutarlo.

*Emoción*

Es un estado de ánimo que aparece en relación con algún evento catalogado como agradable o desagradable que motiva a la acción. Hay emociones primarias y secundarias. Las emociones primarias son las que identifican el estado fisiológico que vive la persona en relación con un evento. Estas se dividen en dos grupos: las emociones positivas (alegría, tranquilidad) y las negativas (miedo, ira, rabia, tristeza).

*Estrés*

Factor interno o externo que debilita nuestro organismo y provoca que seamos más propensos a desarrollar nuevos síntomas y a vivir con más dificultad las situaciones que estamos teniendo. Se activa cuando vivimos un conflicto o cuando estamos en contacto con situaciones críticas. El estrés altera tanto nuestro organismo que obliga a nuestro cerebro a ponerse a trabajar para buscar una solución para regresar al equilibrio.

*Heridas de la infancia*

Son vivencias y situaciones que se han vivido en la etapa de desarrollo y que continúan manifestándose en la adultez: abandono, separación, rechazo, injusticia, miedo, etc. Son heridas muy profundas que, muchas veces, nos hacen conectar con nuestra niña interior al vivir conflictos de la misma tonalidad. Al conectar con estas heridas, conectamos también con el dolor de la infancia no resuelto.

*Inconsciente*

Según los estudios de Carl Jung la psique está compuesta por sistemas que se interrelacionan entre sí (el consciente –la mente analítica–, el inconsciente individual y el inconsciente colectivo). El inconsciente almacena recuerdos y vivencias, y gestiona el 97 % de nuestras conductas y comportamientos. Para el inconsciente no existe lo real, virtual o imaginario. Por lo tanto, procesa rápidamente los eventos traumáticos.

*Pensamientos*

Es el razonamiento mental del intelecto. Los pensamientos son necesarios para razonar, reflexionar y nos permiten formar ideas y representaciones relacionando unas con otras.

*Psique-cerebro-órgano*

Es la relación entre la mente y el organismo. Esta relación explica cómo actúa nuestro organismo cuando la persona vive un conflicto y qué mensajes envía el cerebro al cuerpo. Dependiendo de la manera en que vivimos un evento estresante, nuestra mente (la psique) interpretará lo que sucede y el cerebro pondrá en marcha los mecanismos de supervivencia (huida, parálisis, ataque). Una vez superado el instante conflictual, nuestro cerebro buscará la manera de descargar el estrés residual y enviará un mensaje a un órgano u otro, que estará en relación con la función biológica del evento vivido. Por ello desarrollamos un síntoma u otro en función de cómo vivimos el evento conflictual.

*Recursos*

Son estrategias que nos ayudan a recuperar el equilibrio y adaptarnos tras un evento traumático. Los recursos más potentes son los internos, aquellos que hemos aprendido a emplear cuando debemos afrontar un conflicto y podemos recuperar para adaptarnos a la situación.

https://sentirseamada.com/blog/podcast/tomar-decisiones-dificiles-1/

*Repeticiones*

Son patrones de comportamiento y conductas que se realizan de la misma manera porque hemos aprendido que esas respuestas favorecen la supervivencia. Si no encontramos una solución y descubrimos por qué repetimos las mismas conductas y comportamientos, alcanzaremos los mismos resultados constantemente. Si aprendemos una nueva manera de afrontar el estrés, podremos salir de la repetición y encontrar recursos internos que nos ayuden a vivir más libres.

*Resentir*

Es la sensación más visceral, un sentimiento corporal que no puede ponerse palabras. Es la emoción más pura.

*Resignificación*

Es el proceso de dar un nuevo sentido a una experiencia traumática para poder percibirla con tranquilidad una vez que se ha trabado el evento y se ha recuperado el equilibrio con los recursos internos.

*Ritual, ejercicio*

Son diferentes herramientas que se utilizan en la consulta profesional para acompañar a las personas en su proceso espiritual. Los rituales sirven para conectar con el inconsciente, permitiéndonos elaborar duelos, cerrar temas inconclusos o resignificar una historia. https://sentirseamada.com/blog/2020/09/24/ritual-para-alguien-que-termina-una-relacion/

*Sensaciones corporales*

Son cambios fisiológicos que se manifiestan al conectar con un evento particular (positivo o negativo).

*Sentimientos*

Es el estado que sigue a la emoción. El sentimiento es el resultado de una emoción.

*Síntoma*

Es un mecanismo natural para recuperar el equilibrio tras vivir un evento estresante. Puede ser físico (como un dolor de estómago o una fractura), comportamental (traumas psicológicos, trastornos o patologías psicológicas que alteran nuestro comportamiento), existencial (cuestionamiento de la propia existencia). El síntoma es el punto de partida porque nos habla del evento conflictual, de su intensidad y del estado en el que se encuentra el problema.

*Transitar*

Caminar a través de las sensaciones corporales sintiendo cómo fluyen y se desintegran hasta recuperar un estado neutro y equilibrado. Se trata de no bloquear la emoción, sino de sentirla cada sensación que percibimos.

*Trauma*

El trauma es una herida emocional profunda. Es todo aquello que hemos vivido en un momento dramático (conflicto) y que no hemos podido elaborar por la intensidad y el shock sufridos. Cuanto mayor sea el dolor de la vivencia, mayor será el trauma y, por ende, sus consecuencias a nivel físico, mental y espiritual.

*Visualización*

Es una relajación o meditación guiada que nos permite conectar con el inconsciente. A través de la visualización podemos relajarnos y reducir la intensidad de las ondas cerebrales. Esto se consigue con la modulación de la voz, empleando un tono suave, tranquilo, pausado y dirigiendo la relajación de cada parte del cuerpo hasta sentir un estado de paz. Al relajarnos podemos conectar con nuestro inconsciente, revisar las heridas y las vivencias en relación con un trauma. El objetivo es sentir como estamos en relación con algo.

# Don't miss out!

Visit the website below and you can sign up to receive emails whenever Yenni Payeski publishes a new book. There's no charge and no obligation.

https://books2read.com/r/B-A-YADQ-LQURB

**BOOKS2READ**

Connecting independent readers to independent writers.

# Also by Yenni Payeski

Problemas para dormir. Rituales y oraciones para que duermas más feliz
Trouble Sleeping? Evolve your spirituality
Acompañamiento espiritual por ruptura amorosa
Descodificación biológica Infantil
BIOLOGICAL DECODING. Children's Books


Watch for more at https://sentirseamada.com/.

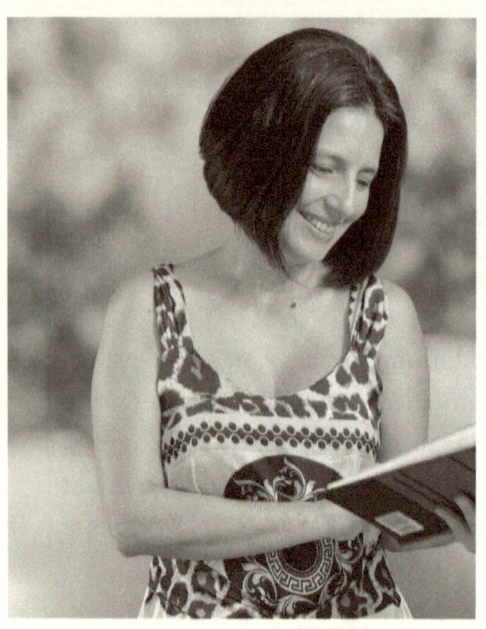

# About the Author

Soy Yenni Payeski. Descodificadora Biológica. Acompañante espiritual. Coach. Ingeniera.

Esposa. Madre. Hija.

Mi propósito es ayudar a descubrir la presencia de Dios en sus vidas, recuperar la ALEGRÍA a través de la FE y el Bienestar a través de la Biodescodificación.

Después de vivir años alejada de la fe y de mi pasión por la naturaleza, encontré en el catolicismo el mejor refugio para curar mis heridas. Aprendí que escucharme a mí misma y escuchar a los demás es el camino para el amor infinito de Dios.

El camino de la fe me llevó a convertirme en ministra del Silencio, la Escucha y la Acogida. En 2016 fundé **Sentirse Amada**, un espacio de acompañamiento espiritual donde brindo talleres para ayudar a mujeres en su búsqueda de bienestar a través del autoconocimiento, la meditación y la oración.

Con mis libros, te ayudo a reconocer y observar tus emociones y te doy las herramientas para volver a creer en ti misma y sentirte amada por Dios.

Ingresa a www.sentirseamada.com y da el primer paso a la conciencia del merecimiento, donde CREER es PODER.

Read more at https://sentirseamada.com/.